CONTRIBUTION A L'ÉTUDE

DE

L'INVERSION UTÉRINE

PAR

TRACTION SUR LE CORDON

PAR

Le Dr René BELIN

Membre de la Société de Médecine Pratique et du Comité Médical
des Bouches-du-Rhône.

Communication faite à la Société de Médecine pratique de Paris

SÉANCE DU 12 NOVEMBRE 1891

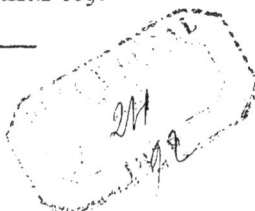

CLERMONT (OISE)

IMPRIMERIE DAIX FRÈRES

3, PLACE SAINT-ANDRÉ, 3

—

1891

DU MÊME AUTEUR

Déviation de la face dans l'hémiplégie hystérique et dans l'he-miplégie organique. HÉMISPASME GLOSSO-LABIÉ DES HYSTÉRIQUES. Thèse de Paris. (1888.)

De l'emploi des courants continus dans les formes graves de la naupathie. (En collaboration avec le Professeur S. Pirondi, membre associé de l'Académie de médecine). (1889.)

De l'intoxication par le sublimé, son traitement. Rapport fait à la Commission sanitaire. Marseille. (1889.)

L'Obstétrique au Japon. Notes prises pendant un séjour à Tokio. (En préparation.)

CONTRIBUTION A L'ÉTUDE

DE L'INVERSION UTÉRINE

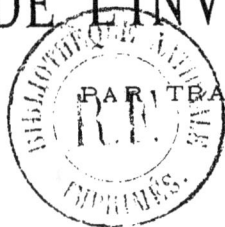

PAR TRACTION SUR LE CORDON

CONTRIBUTION A L'ÉTUDE

DE

L'INVERSION UTÉRINE

PAR

TRACTION SUR LE CORDON

PAR

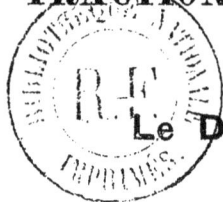

Le Dr René BELIN

Communication faite à la Société de Médecine pratique de Paris

SÉANCE DU 12 NOVEMBRE 1891

CLERMONT (OISE)

IMPRIMERIE DAIX FRÈRES

3, PLACE SAINT-ANDRÉ, 3

—

1891

CONTRIBUTION A L'ÉTUDE

DE

L'INVERSION UTÉRINE

PAR TRACTION SUR LE CORDON

par le Dr René BELIN

Grâce à l'extrême obligeance de notre éminent maître le Dr Porak, nous avons eu l'occasion de recueillir une observation d'inversion utérine ; il a bien voulu nous en communiquer une autre, également intéressante à plus d'un titre, et inédite.

Ces deux observations, auxquelles nous en avons joint d'autres recueillies çà et là dans la littérature médicale, semblent prêter à des considérations du plus haut intérêt tant au point de vue de la rareté du fait que par les considérations cliniques et pratiques qu'elles entraînent.

Nous avons l'honneur de présenter ce travail à votre bienveillante attention ; notre but n'étant pas d'exposer une étude didactique sur l'inversion utérine, nous ne voulons vous soumettre que quelques considérations sur l'inversion utérine obstétricale.

La connaissance de l'inversion utérine est de date fort ancienne, mais lorsqu'on parcourt la littérature médicale, ce sont des cas d'inversion se rapportant plutôt à des maladies de l'utérus qu'à des causes vraiment puerpérales que l'on retrouve.

Celles-ci font l'objet d'un mémoire de Depaul (1879) dont nous n'avons repris aucune des observations et d'un travail très important de Crampton, qui relève, dans la littérature anglaise seulement, tous les cas d'inversion publiés de 1846 à 1885 ; Denucé, dans son Traité de l'inversion utérine, en publie un certain nombre ; nous n'avons réuni dans ce travail que des observations éparses non consignées dans un travail d'ensemble.

L'inversion utérine par traction sur le cordon est un fait relativement très rare ; en compulsant les travaux originaux et les comptes rendus des Sociétés savantes de 1876 jusqu'à ce jour nous n'avons pu trouver que vingt observations analogues aux nôtres ;

Crampton (de 1846 à 1885) en rapporte 224 cas, mais la plupart sont dus à d'autres causes ou sont incomplètes.

D'après Crosse, il se produirait 1 inversion sur 140,000 accouchements. D'après Beigel, 1 sur 190,000 accouchements.

Nos recherches nous ont amené à constater qu'il s'agit généralement de jeunes parturientes, de 20 à 30 ans et presque toujours de primipares, comme l'affirme Crampton ; néanmoins on peut la rencontrer chez des femmes plus âgées et ayant eu plusieurs grossesses antérieures. Chez une des malades que nous citons, l'inversion ne se produisit qu'au septième accouchement (Milne Murray).

La cause importante de l'inversion que nous étudions sont les tractions intempestives et maladroites exercées sur le cordon ; c'est là le fait capital que nous relevons partout. Cette action exercée par une force extérieure est absolument identique à celle de certaines tumeurs de l'utérus qui, agissant par leur propre poids, produisent l'inversion de cet organe.

Il est facile de comprendre, en effet, comme nous le verrons plus loin, qu'immédiatement après l'accouchement, l'utérus se trouvant mou et flasque, son fond se laisse déprimer en cul de bouteille, suivant l'expression de Mauriceau, et qu'il suffise alors d'une traction intempestive pour l'entraîner et le retourner comme un sac vide ou un doigt de gant.

Est-ce à dire qu'il n'existe pas d'autres facteurs dans la production de cet accident ? Assurément non, car les auteurs ont attiré l'attention sur certaines considérations physiologiques inhérentes au muscle utérin.

Crampton soutient qu'il est nécessaire que le muscle utérin soit parésié ; cette parésie, d'après cet auteur, surviendrait d'autant plus aisément qu'il s'agit le plus souvent de primipares (88/171 cas) chez qui l'émotion et l'appréhension d'un premier accouchement provoquerait un état nerveux tout spécial. C'est là peut-être un point un peu spécieux, mais il est certain qu'il se fait, immédiatement après l'accouchement, un arrêt de la puissance contractile de la matrice, un temps d'inertie favorisant au plus haut point la dépression du fond de l'utérus et consécutivement le renversement complet de l'organe. Dans l'observation de Milne Murray, l'inversion se produisant au septième accouchement a dû être singulièrement facilitée par l'épuisement du muscle utérin produit par les grossesses antérieures.

Il est d'autres causes d'une grande importance étiologique. En première ligne nous citerons les adhérences anormales du placenta ; nous les retrouvons dans toutes les observations. Ces adhérences sont parfois extrêmes ; dans un cas que nous rapportons, il n'a pas été possible à Cleveland, l'utérus inversé pendant hors de la vulve, de distinguer le tissu placentaire du tissu utérin ; dans notre observation personnelle ce n'est qu'au prix de grands efforts qu'on est arrivé à détacher le placenta.

Outre les adhérences anormales du placenta, le renversement de l'utérus ou tout au moins la dépression de son fond (premier stade de l'inversion dans la plupart des cas) peut être facilité par l'insertion du placenta au fond de l'organe.

Tel était déjà l'avis de Mauriceau et des accoucheurs français ; cette cause est également relevée dans notre observation.

Une action analogue se produit dans l'inversion par les polypes ; on a remarqué que presque toujours les tumeurs étaient insérées au fond de l'utérus. Ce point n'est pas admis par tous les auteurs. Dans une discussion soulevée à ce sujet à la Société obstétricale de New-York en 1890, Buckmaster nia complètement l'insertion du placenta au fond de l'utérus ; il prétendit que l'insertion à l'une des cornes la faisait fléchir et que le reste du fond de l'organe ne se retournait que consécutivement, en suivant le mouvement commencé. Grandin refuse toute influence à la situation du placenta dans la matrice ; Cleveland, au contraire, considère, l'insertion du fond comme éminemment favorable. C'est aussi l'avis de notre maître le Dr Porak.

L'action des muscles abdominaux sur un organe parésié, dilaté, à parois minces, constitue aussi un facteur de la production de l'inversion. Telle était déja l'opinion de Galien, plus tard de Puzos d'Astruc, de Leroux. Il est facile de comprendre, disent ces auteurs, qu'immédiatement au moment de l'accouchement, il se fait un vide virtuel entre le corps de l'enfant et les parois de la matrice, vide que tendent à combler les contractions abdominales qui poussent la masse des intestins contre ces parois. Cette opinion trouve aujourd'hui peu de partisans.

Rokitansky, cité par Hart et Barbour, insiste beaucoup sur l'influence que peuvent avoir sur la partie du corps utérin devenue inerte les contractions de la portion du muscle utérin située au-dessous d'elle. Il se ferait d'abord une paralysie de la zone placentaire seulement, à laquelle succéderait la dépression de cette zone, dépression spontanée ou produite par la contraction abdominale ou des tractions sur le cordon. Si, à ce moment, le reste de l'organe est en voie de se contracter la portion déprimée serait pour ainsi dire saisie et avalée par un mouvement automatique analogue à celui de la déglutition (Pozzi).

Nous rappellerons que la rapidité du travail favorise la parésie de l'utérus et partant son inversion ; nous avons retrouvé ce fait dans la plupart de nos observations. L'inversion utérine peut être due à la brièveté du cordon, qui produit des tractions pendant l'accouchement, surtout si ce dernier a lieu la femme étant debout. Ce sont là des conditions très favorables à la production du renversement. D'autres causes prédisposantes ont été reconnues ; nous nous contenterons de les énumérer. Ce sont : les tempéraments faibles, débiles, lymphatiques ou les tempéraments affaiblis et rendus anémiques par de longues maladies, des chagrins, des pertes de sang ; dans un autre ordre d'idées, l'induration du col, l'étroi-

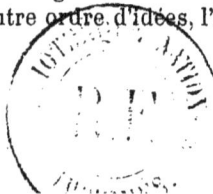

tesse du vagin et de la vulve, l'obésité, les rétrécissements du bassin, toutes les causes, en un mot, qui rendent l'accouchement pénible et laborieux ; on a cité également les caractères violents et indociles ; enfin, une première inversion produite dans un accouchement antérieur semble ouvrir la porte à de nouvelles inversions dans les accouchements suivants. Parmi tous ces facteurs, dans le cas particulier, nous mettons au premier plan les tractions intempestives sur le cordon, ou toute cause agissant de la même façon, l'insertion au fond de l'utérus, du placenta, et ses adhérences anormales. L'inversion utérine étant une affection d'une grande rareté, plus rares encore sont les occasions d'en faire la nécropsie.

D'après les divers cas relatés, d'après la pièce que nous avons l'honneur de vous présenter, on peut conclure qu'il s'agit là d'inversion absolument complète ; c'est-à-dire que le col, comme le reste de l'organe, s'est trouvé retourné, présentant à l'extérieur toute sa surface muqueuse,

Cette participation du segment cervical au renversement a été niée par certains auteurs ; elle existe dans notre pièce ; Cleveland l'a nettement senti en faisant la réduction de l'organe inversé ; pourtant il est juste de faire observer que dans son cas il existait une forte déchirure du col. L'organe utérin peut faire saillie à la vulve ou rester contenu dans le vagin. Dans le premier cas le tissu utérin peut être à nu au dehors ou recouvert par le placenta qui lui adhère (obs. pers.) ; il est quelquefois fort difficile de le remarquer, le placenta pouvant faire corps avec l'utérus (Cleveland) ; ce n'est donc que par un examen très attentif du pédicule que l'on peut faire le diagnostic de cette circonstance, et même, chez la parturiente, cet examen est rendu fort difficile en raison des douleurs extrêmement vives qu'il provoque (obs. personnelle), de la tendance à la syncope de la malade, de la présence des caillots et du sang qui s'échappe à flots ; on peut donc rester dans le doute pendant un certain temps : ce temps d'hésitation est extrêmement préjudiciable au succès de l'intervention.

Le placenta peut ne s'insérer que sur une partie de la tumeur ; il est alors facile à reconnaître : il n'en est point de même lorsqu'il présente, comme dans notre observation, des dimensions considérables et des insertions à toute la surface muqueuse.

Quand il y a déjà décollement partiel, on différenciera sans peine les deux tissus. Est ce à dire que, d'après nos observations, toujours l'inversion soit complète ? Nous ne le pensons point, car on peut, entre la simple dépression et le renversement total, trouver tous les degrés intermédiaires.

La tumeur, à l'examen, présente les caractères classiques de la face muqueuse de l'utérus gravide ; parfois on peut y reconnaître l'orifice de l'origine des trompes (de chaque côté) qui laisse pénétrer une soie de sanglier (Cazin). Dans les cas anciens, devenus chroniques, la tumeur présente des altérations décrites dans tous les traités classiques de gynécologie ; nous ne nous y arrêterons pas.

L'examen du cordon présente un intérêt tout spécial ; il permet de constater si des tractions ont été opérées, et d'évaluer jusqu'à un certain point le degré de force qu'on a employée ; sa brièveté sera une condition étiologique importante.

Les symptômes diffèrent selon que le processus est brusque et subit, ou lent et progressif.

L'inversion brusque, subite, pour ainsi dire *aiguë*, comme celle qui fait l'objet de notre observation, se traduit par un cortège de symptômes constants ; la malade accuse une douleur très violente s'irradiant dans les cuisses et les aines, souvent suivie de vomissements répétés, de lipothymies et de syncopes ; le faciès est grippé, les traits sont très altérés, le pouls filiforme, les extrémités refroidies, la malade agitée de secousses musculaires. L'hémorrhagie se fait presque toujours à torrents, et la mort survient soit du fait de cette hémorrhagie (obs. pers.), soit par cette série de troubles nerveux que les auteurs anglais désignent sous le nom de *choc*, à moins que la réduction bien faite ne vienne conjurer ces accidents.

Dans la forme lente, l'inversion ne se produit que plus tard, 24 heures après l'accouchement, dans l'observation de Milne Murray, et souvent plus tard encore.

Dans ces cas tardifs, les symptômes sont les mêmes, mais très atténués dans leurs manifestations ; les malades souffrent, mais de petites contractions abdominales douloureuses, ou de troubles du côté de la miction et de la défécation ; l'hémorrhagie peut être également très minime.

Dans ces cas, la marche est généralement différente ; la mort peut survenir à des distances très éloignées ; dans l'observation de Forget, elle survint 4 mois après l'accident ; dans celle de Fritche, 9 mois après ; viennent alors des complications qui rentrent dans le cas des inversions chroniques. Même réduite, l'inversion peut, sans causes appréciables, récidiver après un certain laps de temps. Dès 1725, Le Blanc, chirurgien d'Orléans, cite une observation de récidive après 10 jours ; mon père, le Dr Belin (de Dijon), en a publié une autre survenue après 7 semaines. Son observation, parue en 1836 dans la *Gazette médicale de Strasbourg*, a été reprise dans la thèse de Weiss en 1873.

Le *pronostic* de l'inversion utérine obstétricale est toujours grave ; la mort peut survenir par hémorrhagie ou par choc ; elle peut être la conséquence d'accidents septiques (thrombose des sinus) dans les cas où la réduction n'a pu être pratiquée. Dans ces cas, si la mort n'arrive pas, il n'en reste pas moins une infirmité grave par sa nature et dont le traitement réclame toujours une opération dangereuse. L'ignorance possible de l'accident ne laisse pas de lui donner une gravité encore plus grande. Dans les cas heureux, quand la réduction a été opérée, tout accident ultérieur peut être évité, la grossesse même est encore possible (Arbruckle).

Le *diagnostic* au moment de l'accouchement est souvent difficile à faire, surtout s'il s'agit d'une inversion partielle. Un examen superficiel a pu faire croire, en pareille occurrence, à un 2° fœtus, à un reste de placenta, confusions qui ne résistent pas à l'examen attentif d'un accoucheur expérimenté. Si une hémorrhagie abondante se produit quelque temps après la délivrance, on doit penser à la possibilité d'un commencement d'inversion dont l'état de relâchement des parois abdominales à ce moment permet de constater l'existence par le palper et le toucher combinés. Nous ne voulons attirer l'attention du praticien que sur les inversions ayant lieu au moment de l'accouchement. Nous n'insisterons pas sur le diagnostic des cas anciens, qui n'aurait pour nous qu'un intérêt rétrospectif et sortirait du cadre que nous nous sommes tracé.

Le *traitement* est d'autant plus efficace qu'il est appliqué plus rapidement, l'utérus se réduit d'autant plus facilement que l'inversion est plus récente. Il existe donc un rapport direct entre l'efficacité du traitement et la rapidité du diagnostic.

Il ne faudrait pas conclure de ce fait que la réduction soit impossible après un certain temps, mais elle exige alors des manœuvres très compliquées ; on a même observé, à titre d'exception, la réduction spontanée de l'utérus inversé depuis un certain temps.

Dans les cas aigus, on doit tenter la réduction. C'est la réduction manuelle pratiquée avec douceur qui réussit le plus souvent ; c'est ce qui découle de nos observations. M. Porak et Cleveland ont mené à bien cette opération sans le secours de l'anesthésie chloroformique. Comment doit-on faire cette réduction ? Les auteurs sont très peu explicites sur la façon dont ils ont procédé. Cependant, c'est là un point intéressant sur lequel il serait utile d'être éclairé. Avant toute intervention, il y a lieu de savoir si l'on a affaire à une inversion incomplète ou complète, car, de cette donnée, il nous paraît découler deux procédés de réduction variables, suivant le cas.

Ce que l'on doit tenter de réaliser, c'est de faire parcourir à la tumeur le processus inverse de celui qui l'a déterminée : dans l'inversion incomplète, le renversement de l'utérus n'est pas achevé ; la portion cervicale reste en quelque sorte dans ses rapports normaux ; au niveau du pédicule on trouve deux cylindres emboîtés, l'un cervical, l'autre formé par la partie inversée ; on comprend donc qu'il sera facile, dans ce cas, de réduire la tumeur en agissant au niveau du col à la façon classique de la réduction herniaire. Je m'explique : la main de l'opérateur, après avoir préalablement et prudemment malaxé la tumeur pour la rendre plus souple, saisira cette dernière au niveau de son cylindre interne qu'elle repoussera petit à petit dans la cavité cervicale non inversée, lui faisant ainsi parcourir en sens contraire les diverses phases de l'inversion.

Vouloir tenter la réduction en agissant sur le fond de l'utérus, en le déprimant en cul de bouteille, c'est vouloir former au niveau du col un troisième cylindre et, partant, augmenter les difficultés. Cette conduite, qui paraît ici peu rationnelle, semble au contraire être le procédé de choix dans l'inversion complète.

Ici, en effet, la cavité cervicale est complètement retournée, il n'existe qu'un seul anneau au niveau du pédicule au travers duquel doit repasser toute la tumeur ; or, le moyen qui paraît le plus facile est évidemment celui qui consiste à déprimer le fond de l'utérus pour l'engager dans le cylindre cervical et le repousser ainsi jusqu'à réduction complète. Pour nous résumer, nous pensons que la réduction par refoulement du fond utérin est le procédé de choix dans l'inversion complète, que la réduction par taxis, comme nous l'avons décrite, conviendra aux réductions incomplètes. Lorsque la striction au niveau du col opposera un obstacle à ces manœuvres, des incisions libératrices faciliteront la réduction. C'est une conduite que nous trouvons signalée dans plusieurs de nos observations.

On peut se trouver gêné par le volume de la tumeur, sa dureté, l'étroitesse du col et du vagin ; dans ces cas l'usage d'un repoussoir a été recommandé (Viardel, White de Buffalo.) Il est de règle, si l'hémorrhagie en laisse le temps, de décoller le placenta avant toute tentative de réduction ; pourtant, si le sang s'échappe en abondance, si le placenta présente des adhérences anormales, si encore le diagnostic de la présence du placenta n'est pas certain, on peut tenter la réduction en masse. C'est le procédé qu'a employé Cleveland ; il a été couronné de succès.

En cas d'hémorrhagie, la compression digitale de l'aorte sera de toute nécessité.

La réduction opérée, l'administration de l'ergot de seigle, des injections chaudes, l'usage des toniques constitueront de précieux adjuvants du traitement.

Nous croyons superflu de recommander dans toutes ces manœuvres, l'antisepsie la plus rigoureuse.

Le traitement des cas chroniques comprend une série de procédés sur lesquels nous ne pouvons insister. Les méthodes de réduction ont été divisées en procédés de forces et procédés de douceur. Les premiers comprennent le taxis manuel ou avec un instrument, ce taxis peut se faire en réduisant en masse ou en s'adressant à chaque corne séparément, comme l'a conseillé Noggerath. Courty pratiquait le débridement du col par deux ou trois incisions longitudinales. Gaillard Thomas préférait réduire par la voie péritonéale après laparotomie.

Les procédés de douceur, très recommandables, sont l'emploi du pessaire à air ou du colpeurynter plus en faveur à l'étranger, le tamponnement à la gaze iodoformée.

Si, malgré la mise en pratique de ces moyens, la réduction est impossible, l'ablation de la partie inversée sera légitime ; l'amputation à l'aide de l'écraseur linéaire, la section à l'aide de l'anse galvano-caustique ayant été justement abandonnées, le chirurgien aura le choix entre la ligature à traction élastique introduite par M. Périer et l'hystérectomie vaginale partielle ou totale (Pozzi).

En résumé, deux indications dominent dans le traitement de l'inversion utérine obstétricale, l'une *prophylactique* : ne jamais faire sur le cordon de tractions intempestives ; l'autre *thérapeutique* : arriver rapidement à un diagnostic certain et pratiquer la réduction immédiate.

OBSERVATION I (personnelle).

Madame E., 27 ans, IIpare, a eu il y a deux ans un premier accouchement très difficile ; pas d'intervention, mais le périnée a été rompu et mal suturé. Rien de particulier pendant ses grossesses. Le travail a débuté le 4 novembre, à 9 heures du soir. Accouchement par le sommet à 4 heures du matin. Au bout d'une demi-heure, la délivrance ne se faisant pas, la sage-femme tire sur le cordon, puis, sous l'influence combinée d'une forte contraction de la parturiente et des tractions sur le cordon, il paraît hors de la vulve une masse énorme avec des caillots ; à ce moment une hémorrhagie formidable se produit, bientôt suivie de lipothimies et de syncopes. Croyant à la sortie du placenta, la sage-femme essaie de le dégager, elle n'y peut parvenir ; le toucher seul de cette masse occasionne de très violentes douleurs.

Le Dr Pallier, est appelé appelé à 5 heures 1/2 (1 heure 1/2 après l'accouchement) ; il diagnostiqua immédiatement : inversion de l'utérus recouvert du placenta et, après les précautions antiseptiques d'usage, il détacha le placenta, cotylédon par cotylédon, ce qui se fit avec une extrême difficulté, vu l'adhérence extrême de cet organe, par divers procédés, puis il tenta de réduire l'utérus, ce qui fut impossible, la malade étant dans un état syncopal et toute tentative de taxis donnant lieu à des douleurs d'une violence extrême.

La malade fut alors dirigée sur l'hôpital Lariboisière, admise dans le service de M. le Dr Porak où elle expira quelques minutes après son arrivée.

Autopsie. — Les points les plus intéressants de l'autopsie étant faciles à observer sur la pièce que j'ai l'honneur de présenter à la Société, je n'insisterai pas sur leur description.

Le sujet était complètement exsangue, de petite taille, le bassin justo-minor, car on atteignait aisément le promontoire ; quelques signes de rachitisme très nets, les tibias sont assez droits, mais les fémurs et les clavicules sont déformés, la denture a presque entièrement disparu.

L'utérus inversé pendait hors de la vulve sous forme de grosse tumeur, de couleur rouge vif, de tissu mou et pulpeux, compara-

ble à une couche de bourgeons charnues. Cette tumeur de 15 cen-
timètres, de son fond à l'arcade pubienne, est régulièrement piri-
forme, à grosse extrémité tournée en bas ; elle est aplatie légère-
ment d'avant en arrière. Le vagin n'est pas inversé ; entre la
tumeur et la paroi vaginale,le doigt peut aisément reconnaître une
gouttière circulaire de 7 cm. en avant ; de 8 cm. 1/2 en arrière ;
le col est également retourné, la descente de la masse entière ne
paraît avoir été limitée que par les ligaments larges qui sont ti-
rés en bas et forment, dans la dépression utérine,le cul de fiole de
Mauriceau, un V à ouverture supérieure entre les branches duquel
on remarque les deux ovaires très congestionnés. Cet infundibulum se reconnaît parfaitement avec les caractères classiques qui
lui ont été décrits. La place normale de l'utérus est remplie par des
anses intestinales qui s'y sont précipitées; toutes sont très mobiles,
aucune n'a été pincée dans cette infundibulum ni entraînée avec lui.

Le placenta n'avait pas un poids considérable, mais il était étalé
en galette, aplati,et ses diamètres étaient très grands.

Le cordon était de longueur normale,mais aminci et tiraillé; dans
certaines parties les membranes étaient déchirées, ce qui permet
de conclure que des tractions très énergiques.ont été pratiquées.
— Son insertion au fond de l'utérus était absolue ; elle occupait,
mathématiquement parlant, le pôle supérieur du globe utérin.

Observation II

(due à l'obligeance de M. le Dr Porak).

D..., Berthe, 23 ans, couturière entre le 10 mars 1883, dans le
service de M. le Dr Porak, à l'hôpital Saint-Louis. Accouchée dans
de bonnes conditions deux ans auparavant ; accouchée depuis 8
heures du matin ou l'amène à 11 heures. Des tractions avaient été
pratiquées sur le cordon ; une hémorrhagie intense avait suivi a
délivrance, la malade est exsangue et a des syncopes fréquentes.

M. Porak, par la dépression abdominale, et la tumeur sentie au-
toucher fait le diagnostic d'inversion utérine et tente immédiatement la réduction, qui est complète après 7 minutes de taxis. *L'inversion était complète*, le col *ne pouvait être* retrouvé par le toucher.
La malade a guéri complètement.

Observation III (Cleveland).

(Communiquée à la Société obstétricale de New-York.)

Cleveland, appelé près d'une femme IIpare en travail, arriva
trop tard, l'accouchement était fait après trois ou quatre douleurs
à peine. Le cordon ayant été coupé et l'enfant confié à une nour-
rice, Cleveland tira très doucement sur le cordon ; il sentit la corne

droite s'affaisser et brusquement l'utérus renversé sortit hors de la vulve recouvert du placenta qu'il était impossible de distinguer du tissu utérin, tant l'adhérence était grande. La douleur était très violente, l'hémorrhagie formidale. Cleveland, alors, tenta la réduction de la masse entière et réussit; dans cette manœuvre, il reconnut l'insertion du placenta au fond de l'utérus. L'utérus, cependant, restait inerte, et une forte dose d'ergot ne provoqua pas de contraction. On injecta de l'eau chaude ; après le 3e gallon seulement, l'utérus se contracta de nouveau, l'hémorrhagie cessa et la malade guérit parfaitement.

Pendant la tentative de réduction, on constata la participation du col à l'inversion, mais aussi une forte déchirure du col.

Observation IV (Milne-Murray).

(*Edimburgh. med. Journ.*, 1875.)

Femme de 40 ans, 7 accouchements antérieurs, accouchement régulier, expulsion naturelle du placenta. — 24 heures après, inversion complète, qui s'élimina plus tard par grangrène ; guérit complètement après application de médicaments antiseptiques.

Observation V (Polaillon).

(*Bulletin Soc. Chirurg.*)

Inversion utérine chronique. — Ligature. — Amputation. — Guérison.

Observation VI (Forget).

(*Bull. Société de Chirurg.*, 1879).

Femme de 37 ans, 1pare, inversion utérine par tractions sur le cordon. Au bout de 4 mois de tentatives infructueuses de réduction, Hue fit l'amputation par la ligature élastique. La femme guérit, mais les règles ne reparurent point.

Observation VII (Fritche).

Femme de 23 ans. Inversion remontant à 9 mois due à des tractions sur le cordon. Application du colpeurynter. Echec. Amputation suivie de succès.

VIII. — Femme de 29 ans. Inversion remontait à 7 ans, réduction manuelle échoue, le colpeurynter aussi, l'amputation est pratiquée. Guérison.

IX. — Inversion utérine spontanée, ni pression sur l'utérus, ni tractions sur le cordon ; l'inversion s'est faite par la rapidité de l'expulsion.

Observation X (Arbrukcle).

(The Lancet, 1885.)

Femme de 24 ans, atteinte depuis 18 mois d'inversion par trac- tions exercées sur le cordon. Réduction devenue possible par le débridement du col par incisions longitudinales (procédé de Bar- nes).

Observation XI (Schmalfuss.)

(Société médicale de Hambourg.)

Fille de 19 ans, amenée à l'hôpital après 10 jours, sans connais- sance. Inversion utérine totale, utérus hors de la vulve, col dur et contracté, paroi utérine gangrenée. On fait la laparotomie. Guéri- son.

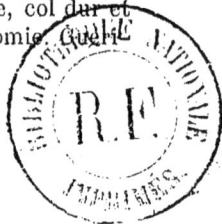

---

www.ingramcontent.com/pod-product-compliance
Lightning Source LLC
Chambersburg PA
CBHW050444210326
41520CB00019B/6061